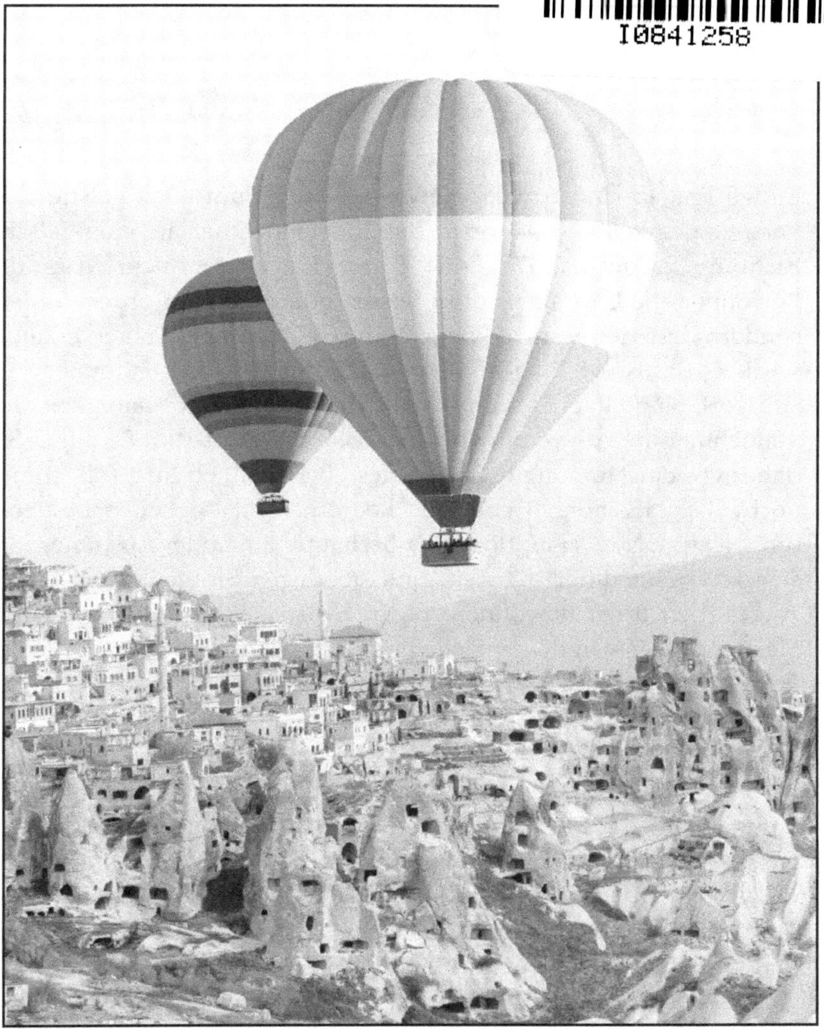

Die meisten Senioren lieben Rätsel- und Ratespiele, denn diese meist zwanglosen Aufgaben sorgen bei vielen Bewohnern für eine angenehme Abwechslung vom alltäglichen Tagesablauf. Besonders durch altersgerechte, seniorenfreundliche Quizfragen können Sie als Betreuungskräfte bzw. Alltagsbegleiter/-innen Ihre Bewohner geistig aktivieren und sie auf diese Weise kurzzeitig aus dem sich ständig wiederholenden Alltagstrott herauslotsen. Gestalten Sie einfach mit Hilfe dieses kleinen und preisgünstigen Wortsuchrätselheftes eine lustige und abwechslungsreiche Gedächtnistrainingseinheit für Ihre Bewohner und regen Sie somit Ihre Teilnehmer zum Nachdenken und Mitmachen an.

Arbeitshinweis

Einige Fragen sind bewusst etwas schwerer, um auch geistig fitte Personen anzusprechen oder die Rateteilnehmer in eine falsche Richtung zu lotsen. Das Ziel dieser Fragen ist nicht, dass die Bewohner alle Lösungen sofort wissen oder sich überfordert fühlen, sondern dass der gesuchte Begriff, durch „mehrere" Fragen erkannt wird. Es ist also völlig egal, ob man auf einzelne Fragen immer eine Antwort parat hat. Es kommt auf die Kombinationsfähigkeit der Teilnehmer an. Als verantwortungsvolle Betreuungskraft sollten Sie daher vor der Nutzung dieses Heftes überlegen, ob Ihre Teilnehmer noch die notwendigen geistigen kognitiven Fähigkeiten besitzen, um die gesuchte Hauptlösung überhaupt zu finden. Nehmen Sie sich bitte unbedingt die Zeit, und überlegen Sie genau, ob dieses Angebot zu Ihren Bewohnern passt. Es ist völliger Blödsinn, wenn Sie diese Fragen an demenziell veränderte Menschen richten, die der Fragestellung überhaupt nicht mehr folgen können und schon mit alltäglichen Aufgaben überfordert sind. Auch für Personen, die zum Beispiel in einer geschlossenen Demenz-Abteilung eines Heimes leben, sind diese Fragen viel zu schwer und erzeugen mehr Frust als Freude. Sollten Sie also auf einer solchen Abteilung arbeiten, nutzen Sie das Angebot bitte nicht. Natürlich ist uns klar, dass dies den meisten Anwendern bewusst ist, leider haben wir jedoch in der Testphase zu diesem Buch feststellen müssen, dass es auch in der Betreuung „Spezialisten" gibt, denen das völlig egal ist. Also noch einmal ausdrücklich: Dieses Heft ist für Bewohner geeignet mit Pflegegrad 1 bis 3, aber nicht für jeden Bewohner mit Pflegegrad 1 bis 3, denn es gibt immer wieder Ausnahmen. Achten Sie daher unbedingt auf die individuell vorhandenen Fähigkeiten und nutzen Sie das Arbeitsmaterial nicht unüberlegt.

Danke schön.

AktivierungsCoach.de präsentiert:

Umschreibung
In luftiger Höhe

Wortsuchrätsel für Senioren
Band 9

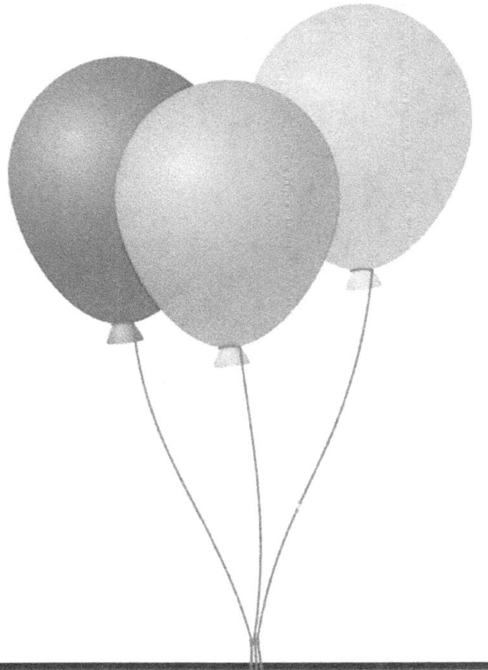

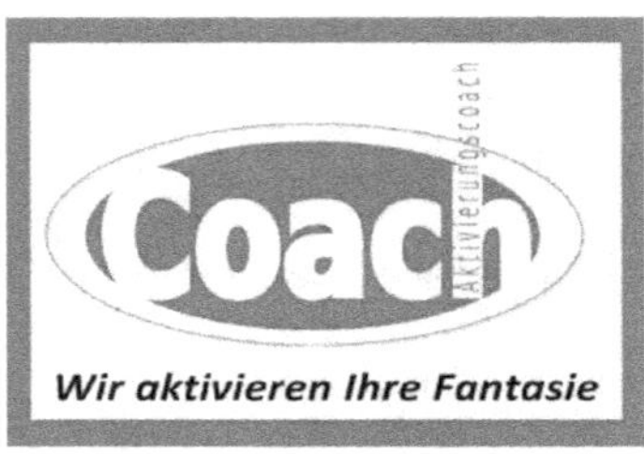

1.Auflage
Vollständige Taschenbuchausgabe

Sie finden uns im Internet unter:
www.AktivierungsCoach.de

So funktioniert das Beschäftigungsangebot

In dieser Aufgabe geht es nun darum, Begriffe zum Thema „In luftiger Höhe" zu erraten. Dazu lesen Sie bitte Ihren Bewohnern nach und nach die 6 Hinweissätze vor. Nach jedem Hinweissatz sollen die Bewohner versuchen, den gesuchten Begriff zu erraten. Geben Sie Ihren Teilnehmern dafür bitte immer genügend Zeit. Finden Ihre Gruppenteilnehmer die gesuchte Lösung nicht, wiederholen Sie den bereits vorgelesenen Hinweissatz noch einmal und ergänzen Sie diesen mit einem weiteren neuen Hinweissatz. Dies geht solange weiter, bis Ihre Teilnehmer anhand der Umschreibungssätze den gesuchten Begriff letztendlich erraten haben oder es keinen weiteren Hinweissatz mehr gibt. Erklären Sie vor dem Vorlesen Ihren Bewohnern bitte wieder die Aufgabe mit Ihren eigenen Worten oder nutzen Sie bitte den vorformulierten Vorlesetext:

Mustertext zum Vorlesen

Diese Aufgabe ist eine Rateaufgabe. Es geht darum, anhand von Umschreibungssätzen zu erraten, was für ein Suchbegriff gesucht wird. Natürlich hat die Lösung wieder mehr oder weniger mit unserem heutigen Thema zu tun. Das da lautet?… (Warten Sie auf eine Rückantwort Ihrer Bewohner) … In luftiger Höhe. Lassen Sie uns nun, mit dem ersten Begriff beginnen.

Was könnte das sein? 

Der erste von uns hier gesuchte Begriff
ist nur bei Dunkelheit zu sehen.

Weit über den Wolken, fernab der Erde, glüht
dieser von uns gesuchte Begriff am Firmament.

Der gesuchte Begriff lebt aber nicht im Wald und ist
auch kein Raubtier, obwohl man es
annehmen könnte, wenn man seinen Namen hört.

Der gesuchte
Begriff
ist ein Sternbild
des Nordhimmels.

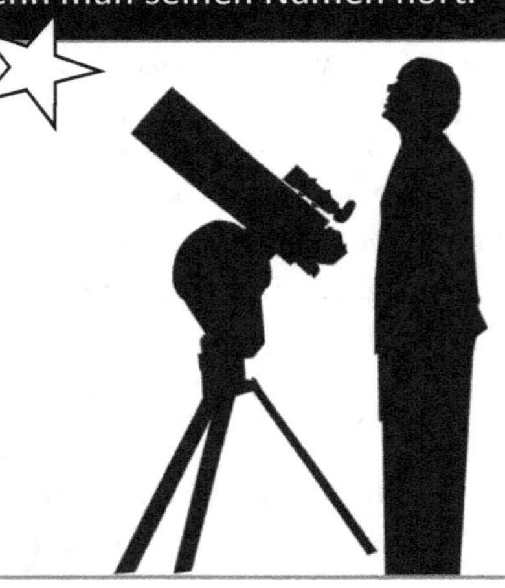

Sein Hauptstern
ist der
Nordpolarstern.

Himmelsgucker oder Sterngucker
haben den gesuchten begriff sicherlich schon einmal in
einer Sternwarte mit einem Fernrohr entdeckt.

Der gesuchte Begriff lautet:

„Kleiner Bär"

In Gruselfilmen steigt meistens die Spannung, wenn der von uns gesuchte Begriff unerwartet auftaucht.

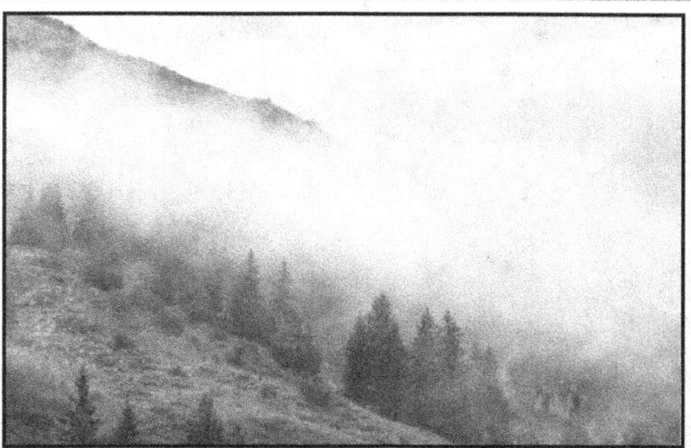

Jeder hier im Raum hatte schon einmal Kontakt mit dem von uns gesuchten Dunst.

Als Autofahrer freut man sich nicht über die Begegnung mit dem hier gesuchten Begriff.

Wer schon einmal über Wolken laufen wollte, ist bei einer Begegnung mit dem von uns gesuchten Begriff seinem Traum schon sehr nah.

Der Hauptbestandteil des hier gesuchten Begriffes sind kleine und feine Wassertröpfchen.

Der gesuchte Begriff lautet:

„Nebel"

Der nun gesuchte Begriff ermöglicht
es Menschen, zu fliegen.

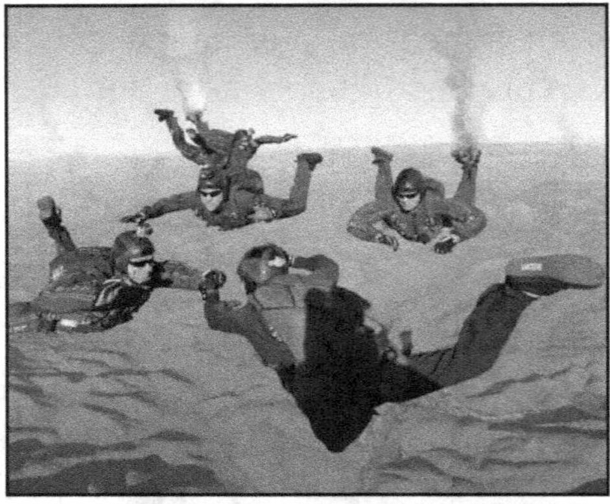

Leonardo
da Vinci
zeichnete bereits
um 1485 eine
technisch
ausgefeilte Skizze
von dem hier
gesuchten
Begriff.

In Deutschland und Japan bestand der von uns gesuchte
Begriff bis nach dem Zweiten Weltkrieg
aus Seide oder Baumwolle.

Der gesuchte Begriff
wird während des Fluges
auf dem Rücken
getragen.

Nicht jeder ist mutig
genug, um diesen hier
gesuchten Begriff auch
wirklich zu benutzen.

Durch das hier gesuchte technische Gerät können
Menschen von einem Flugzeug aus auf die Erde gleiten.

Der gesuchte Begriff lautet:

„Fallschirm"

Der nun gesuchte Begriff ist ein atemberaubendes Erlebnis in luftiger Höhe.

Der gesuchte Begriff ist während seiner Erscheinung sehr farbenfroh.

In unseren Regionen ist das Lichtschauspiel selten zu beobachten. Anders ist das in Polargebieten.

Wie häufig man die hier gesuchte Leuchterscheinung sieht, hängt auch von der Sonnenaktivität ab.

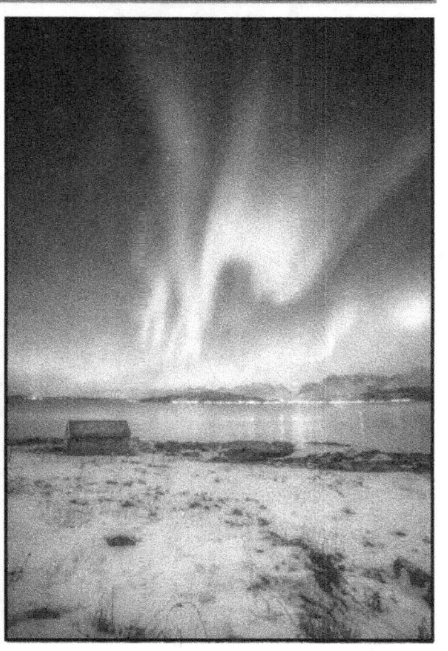

Durch Sauerstoff- und Stickstoffatome in den oberen Schichten der Erdatmosphäre kann der von uns hier gesuchte Begriff entstehen.

Über den hier gesuchten Begriff gibt es jede Menge Legenden und Sagen; so glaubten zum Beispiel die Völker in Lappland, Sibirien und Alaska früher daran, dass der gesuchte Begriff ein Vorbote für schlimme Zeiten sei.

Der gesuchte Begriff lautet:

„Polarlicht"

Das gesuchte Tier baut seine Nester
oft unter dem Dach an der Hausfassade.

Laut eines alten deutschen
Sprichwortes macht eines der
hier gesuchten Tiere noch
keinen Sommer.

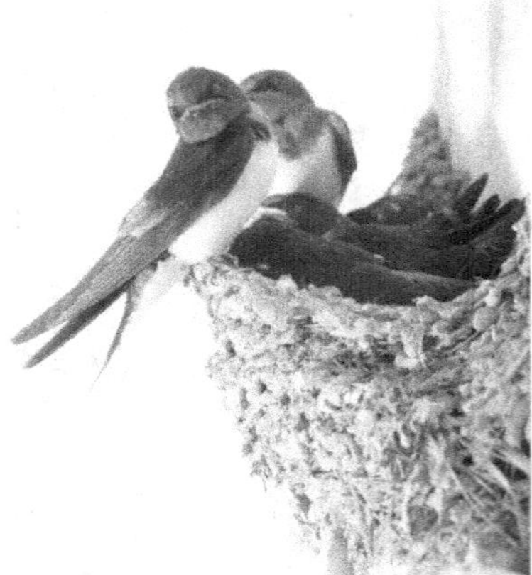

Auch in einer bekannten Bauernregel geht es um das von
uns hier gesuchte Tier. Dort heißt es, dass wenn
das gesuchte Tier niedrig fliegt, wir Regen bekommen, und
wenn das Tier hoch fliegt, das Wetter schön bleibt.

Das gesuchte Flugobjekt wurde von einem deutschen Grafen erfunden.

Die Glanzzeit des von uns gesuchten Flugobjekts war in den 1920er und 1930er Jahren.

Der Prototyp des von uns gesuchten Flugobjekts war 128 Meter lang und hatte einen Durchmesser von 11,65 Metern.

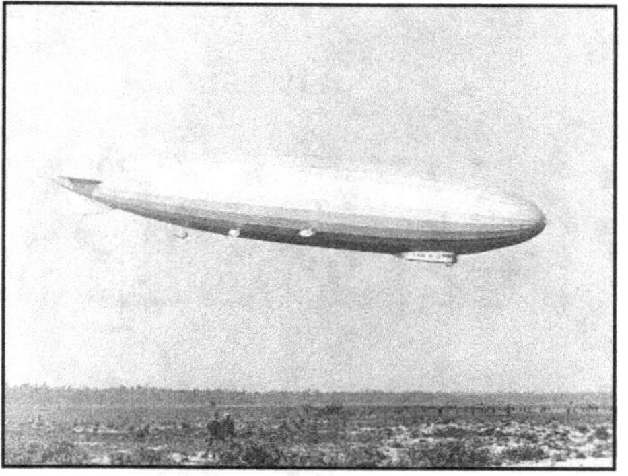

Bei der Landung am 6. Mai 1937 im amerikanischen Bundesstaat New Jersey kam es zu einer Katastrophe, die unter dem Begriff „die Hindenburg-Katastrophe" in die Geschichte einging.

Der gesuchte Begriff ist die Bezeichnung eines Luftschiffes, das von der Form her etwas an eine Zigarre erinnert.

Der gesuchte Begriff lautet:

„Zeppelin"

Der nun gesuchte Begriff ist ein Genussmittel.
Bereits die Azteken stellten das hier gesuchte
Genussmittel im frühen 14. Jahrhundert her.

Bei dem hier
gesuchten
Genussmittel handelt
es sich um einen
Gemüsesaft.

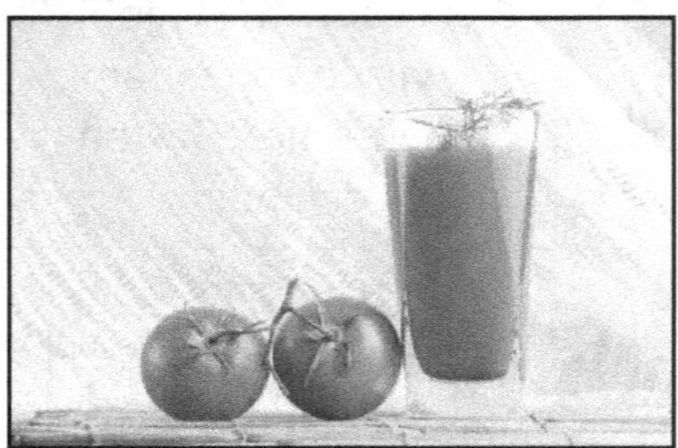

Der Hauptbestandteil des hier gesuchten Gemüsesafts ist
ein bekanntes Nachtschattengewächs.

Der Hauptbestandteil des von uns gesuchten
Getränkes nannte man noch bis zum 19. Jahrhundert
Liebesapfel oder Goldapfel.

Das gesuchte Getränk wird gerne
mit Salz und Pfeffer verfeinert.

Während eines Fluges im Urlaubsflieger
genießen viele Menschen
den „roten" hier gesuchten Begriff über den Wolken.

Der gesuchte Begriff lautet:

„Tomatensaft"

Das hier gesuchte Flugobjekt ist sehr schnell und kann eine gigantische Entfernung fliegen.

Das von uns gesuchte Fluggerät befördert sehr wahrscheinlich Besucher.
Doch so richtig weiß das eigentlich niemand.

Viele Menschen behaupten, dass sie das hier gesuchte Flugobjekt schon einmal gesehen haben.

Für die Existenz des hier gesuchten Begriffes gibt es bis heute jedoch keine wirklichen Beweise.

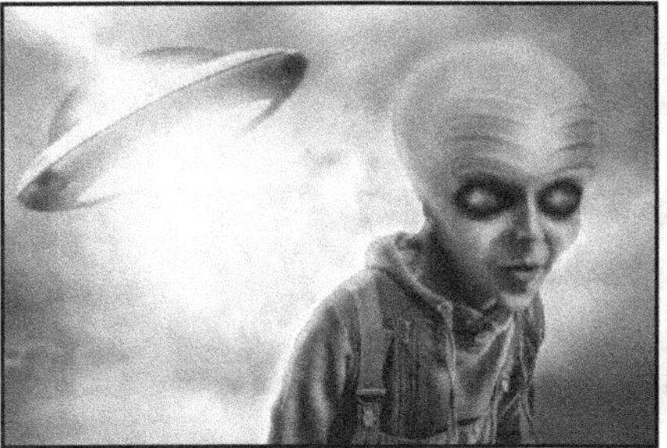

Viele Menschen behaupten, dass das hier gesuchte Flugobjekt die Form einer Untertasse hätte.

Der gesuchte Begriff ist ein Raumschiff, das nicht von der Erde kommt.

Der gesuchte Begriff lautet:

„UFO"

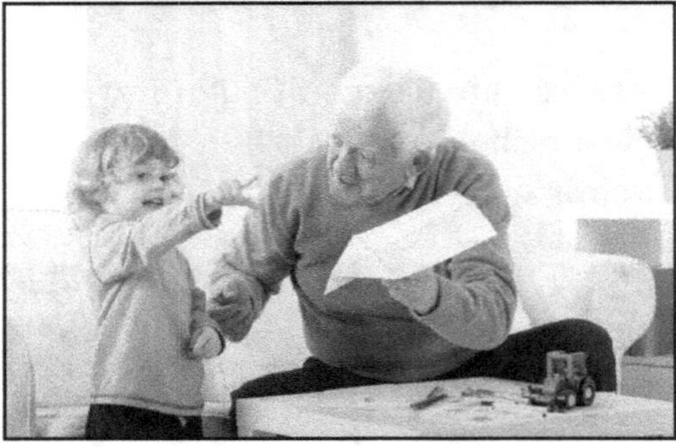

Schon unsere Großeltern kannten den hier gesuchten Begriff.

Das hier gesuchte Flugobjekt ist kunstflugtauglich und kann sogar ohne Pilotenausbildung geflogen werden.

Wer das hier gesuchte Flugobjekt besitzen möchte, braucht dafür nicht viel Geld.

Mit etwas Geschicklichkeit kann man das hier gesuchte Flugobjekt sehr schnell einfach selbst bauen.

Wer das gesuchte Flugobjekt basteln möchte, benötigt dafür nur etwas Papier und das Wissen über die notwendige Falttechnik.

Der gesuchte Begriff lautet:

„Papierflieger"

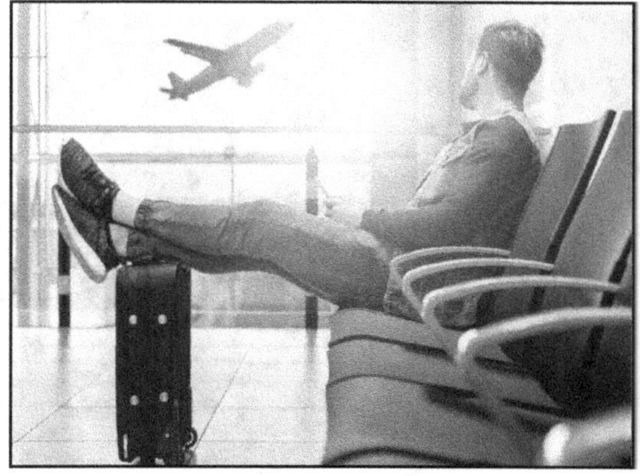

Hat man den Sicherheitskontrollbereich für Fluggäste passiert, kommt man meistens automatisch an diesem Ort.

Vor dem sogenannten Boarding halten sich die Flugpassagiere meist an dem hier von uns gesuchten Ort auf.

Der gesuchte Ort ist eine große Halle im Flughafengebäude.

In dieser Halle stehen den Fluggästen Sitzgelegenheiten zur Verfügung.

An diesem Ort wartet man, bevor die Flugreise beginnt.

Der gesuchte Begriff lautet:
„Wartehalle im Flughafen"

Der nun gesuchte Begriff ist ein sehr handliches Objekt, das fliegen kann.

Das gesuchte Flugobjekt gibt es in unterschiedlichen Farben.

Das erste Mal wurde der hier gesuchte Begriff 1824 von Michael Faraday, im Rahmen eines Experiments, hergestellt.

Damit das hier gesuchte Flugobjekt in den Himmel aufsteigen kann, muss man es vorher erst einmal aufblasen.

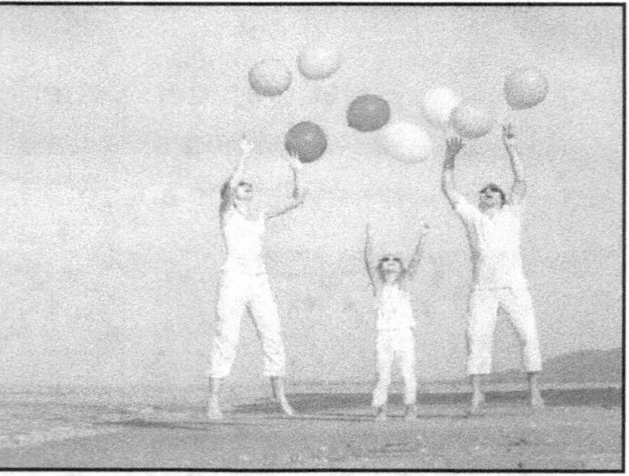

Das gesuchte Flugobjekt ist mit Luft oder Helium befüllt.

Das gesuchte Flugobjekt hat traditionell die Form einer Birne. Heute gibt es dieses Flugobjekt aber auch in anderen Formen.

Der gesuchte Begriff lautet:

„Luftballon"

Besonders bei Kindern ist der hier gesuchte Begriff sehr
beliebt. Sie spielen zum Beispiel damit Fangen.

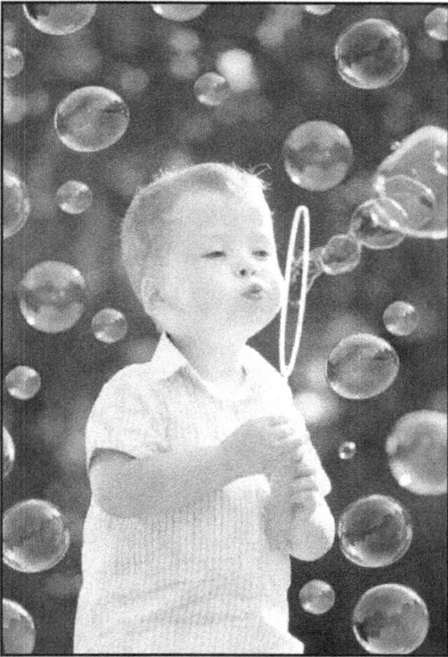

Das hier gesuchte
Flugobjekt reagiert
sehr empfindlich auf
Berührungen.

Um den hier gesuchten Begriff herzustellen, benötigt man
nur etwas Seifenwasser und einen ganz bestimmten Stab.

Der gesuchte Begriff lautet:

„Seifenblase"

Der nun gesuchte Begriff
ist der Name einer fiktiven Figur, die fliegen kann.

Die hier gesuchte fiktive Figur kann sehr viel älter
werden als ein Mensch oder sogar eine Schildkröte.

Diese hier fiktive Figur muss sich, wenn sie fliegen
möchte, in ein nachtaktives Tier verwandeln.

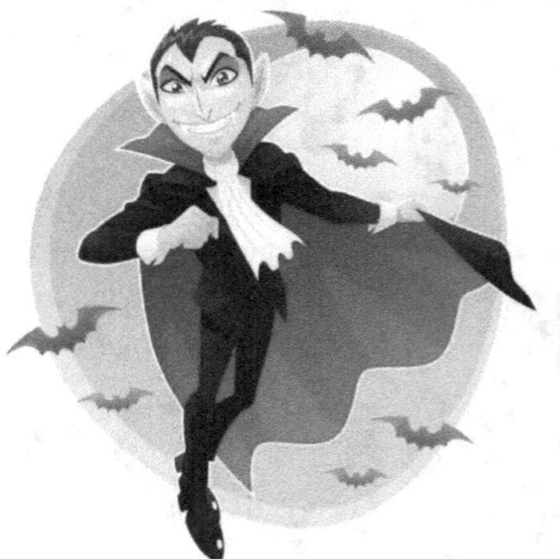

Die hier gesuchte
Persönlichkeit meidet
das Licht und hasst
Knoblauch.

Der irische
Schriftsteller Bram
Stoker hat sich diese
hier gesuchte Figur
1825 ausgedacht.

Der hier gesuchte Name ist der des wohl
berühmtesten Vampirs überhaupt.

Der gesuchte Begriff lautet:

„Dracula"

Der nun gesuchte Begriff kann nicht fliegen, aber wenn man seinen Namen hört, könnte man es annehmen.

Der hier gesuchte Begriff fürchtet keine Konsequenzen, bei dem, was er tut.

Der gesuchte Begriff ist eine abwertende Bezeichnung.

Bei dem gesuchten Begriff handelt es sich um die umgangssprachliche Bezeichnung eines leichtsinnigen, oberflächlichen und wenig zuverlässigen Mannes.

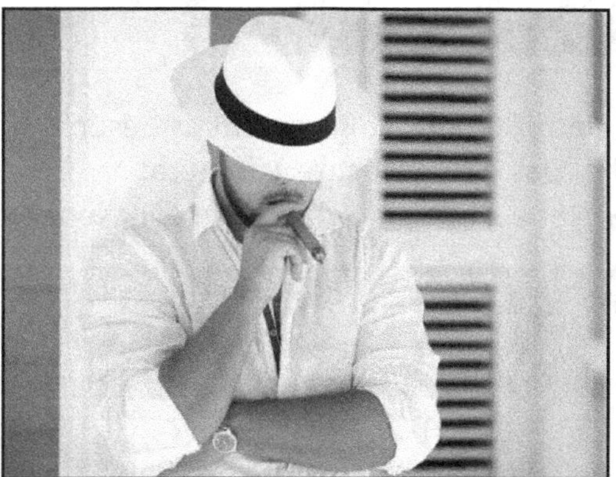

Wer weiß, was ein Windhund, Leichtfuß oder Hallodri ist, sollte auch den hier gesuchten Begriff kennen.

Wer aus den Wörtern Kuss und Luft ein neues Wort zaubert, hat die Lösung gefunden.

Der gesuchte Begriff lautet:

„Luftikus"

Der nun gesuchte Begriff, ist ein Turngerät, mit dem man in schwindelerregender Höhe Sport machen kann.

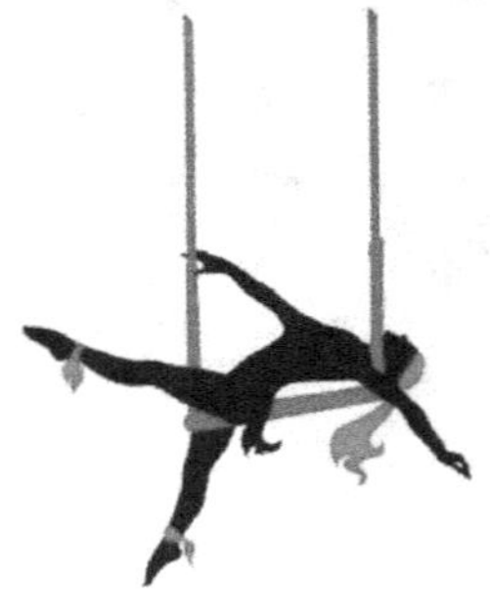

Unter dem hier gesuchten Turngerät liegen meistens Matten oder Netze.

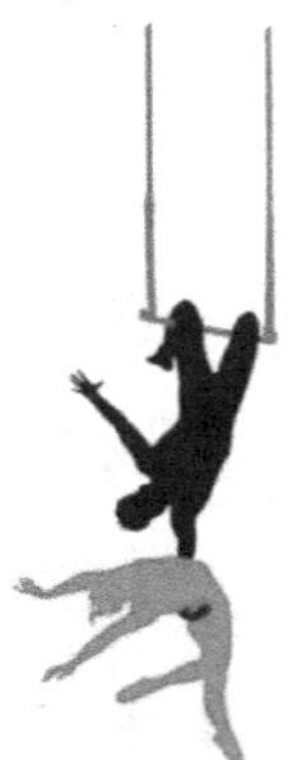

Neben Seiltanz und Trampolinturnen gehört der hier gesuchte Begriff ebenfalls zur Luftakrobatik.

Wer schon einmal einen größeren Zirkus besucht hat, hat das hier gesuchte Turngerät in luftiger Höhe vielleicht schon einmal gesehen.

Ein Viereck in der Geometrie trägt denselben Namen wie das hier gesuchte Turngerät.

Wer die Fernsehserie „Salto Mortale" von 1969 kennt, sollte auch die Lösung hier finden. Erinnern Sie sich noch, was die Artistentruppe „Flying Dorias" für eine Nummer im Zirkus vorführte?

Der gesuchte Begriff lautet:

„Trapez"

Der gesuchte Begriff ist meistens auch nur sehr kurz
am Sternenhimmel zu sehen.

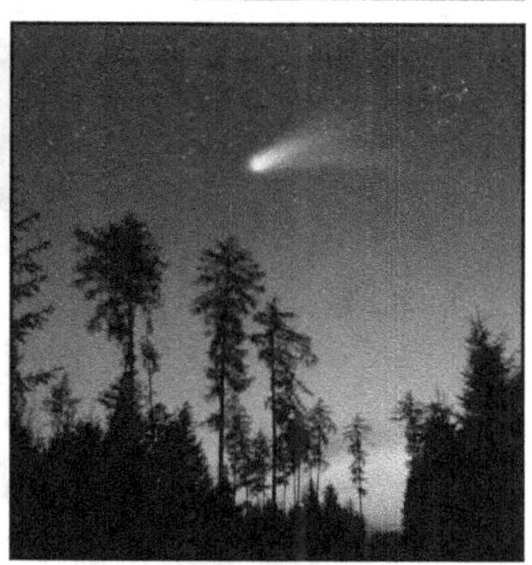

Wenn ein Meteor
in der Hochatmosphäre
verglüht, nennen wir diesen
so wie das hier gesuchte
Wort.

Einigen Menschen ist das Auftauchen des hier gesuchten
Begriffes völlig „schnuppe", denn sie glauben nicht daran,
dass dieser Begriff tatsächlich Wünsche erfüllen kann.

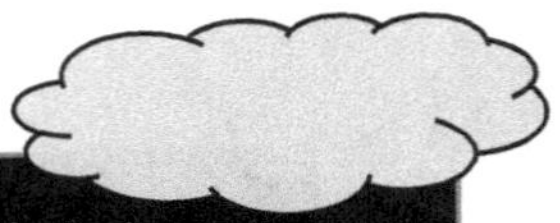

Den nun gesuchten Begriff hat sicherlich jeder von uns schon einmal gesehen.

Wer möchte, kann sich diesen hier gesuchten Begriff auch schon einmal für einen Rundflug buchen.

Das gesuchte Fluggerät wird nicht für Linienflüge eingesetzt, aber zu Rettungsflügen.

Das hier gesuchte Fluggerät benötigt keine Landebahn, sondern begnügt sich mit einem kleinen Landeplatz.

Das hier gesuchte Luftfahrzeug kann senkrecht starten und auch landen.

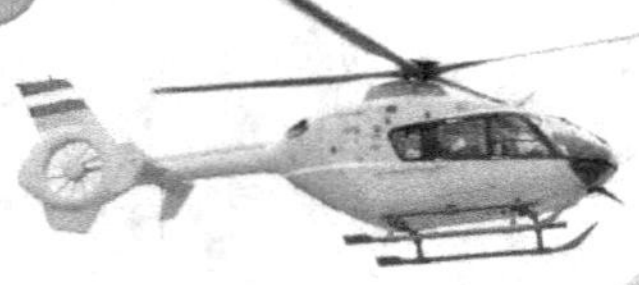

Das hier gesuchte Luftfahrzeug besitzt keine Tragflächen oder Tragflügel, sondern nur Rotoren.

Der gesuchte Begriff lautet:

„Helikopter"

Das hier gesuchte Fluggerät flog in nur dreieinhalb Stunden von Paris nach New York.

Das gesuchte Luftfahrzeug wurde in der Presse oft auch als die „Königin der Lüfte" bezeichnet.

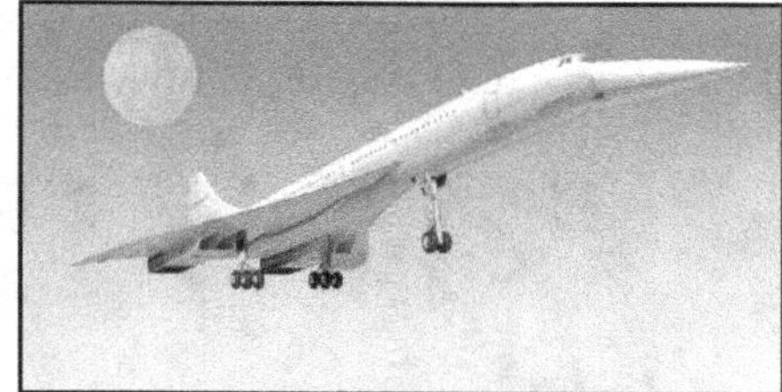

Einen Flug mit dem von uns hier gesuchten Luftfahrzeug konnten sich damals nur wohlhabende Menschen leisten, so kostete ein einfacher Flug von London nach New York rund 4 350 Pfund, das sind heute ca. 6 260 Euro.

Der Air-France-Flug 4590 beendete am 25. Juli 2000 die Ära des hier gesuchten Luftfahrzeugs. Es kam beim Start vom Flughafen Paris-Charles-de-Gaulle zu einem Flugzeugabsturz.

Der hier gesuchte Begriff war der Name des ersten Überschall-Passagierflugzeuges im Linienflugdienst.

Der gesuchte Begriff lautet:

„Concorde"

Wer schon einmal mit einem Flugzeug geflogen ist, hat
sicherlich den hier gesuchten Begriff
schon einmal kennengelernt.

Meistens ist der hier gesuchte
Begriff mehrfach an Bord eines
Flugzeuges anwesend.

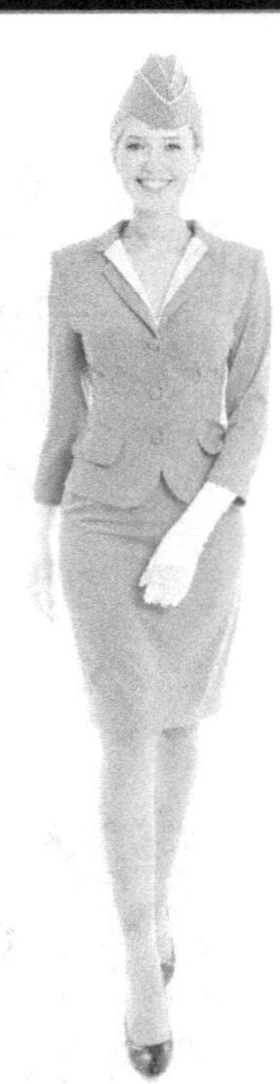

Der gesuchte Begriff
ist oft sehr hilfreich vor und
während eines Fluges.

Auch das Verteilen von Getränken
oder Speisen gehört zu den Aufgaben
des hier gesuchten Begriffes.

Der hier gesuchte Begriff ist die
Berufsbezeichnung für bestimmte
Mitarbeiter in einem
Verkehrsflugzeug.

Früher wurde der gesuchte Begriff auch
Steward oder – weiblich – Stewardess genannt.

Der gesuchte Begriff lautet:

„Flugbegleiter/-in"

Der nun gesuchte Begriff hat nur im weitesten Sinne etwas mit dem Fliegen zu tun.

Heutzutage muss man ein oder zwei Euro Pfand bezahlen, wenn man den hier gesuchten Begriff benutzen möchte.

Üblicherweise schiebt man den hier gesuchten Gegenstand vor sich her.

Der hier gesuchte Begriff erleichtert die Beförderung von Koffern und Taschen im Flughafengebäude.

Mit dem gesuchten Begriff kann man sogar mehrere Koffer und Taschen gleichzeitig transportieren.

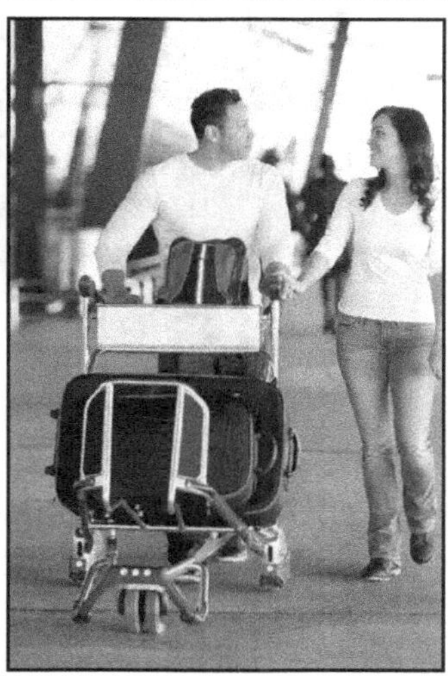

Der gesuchte Begriff ist aber nicht nur auf dem Flughafen zu finden, sondern auch auf dem Bahnhof und sogar in einigen Hotels.

Der gesuchte Begriff lautet:

„Gepäckwagen"

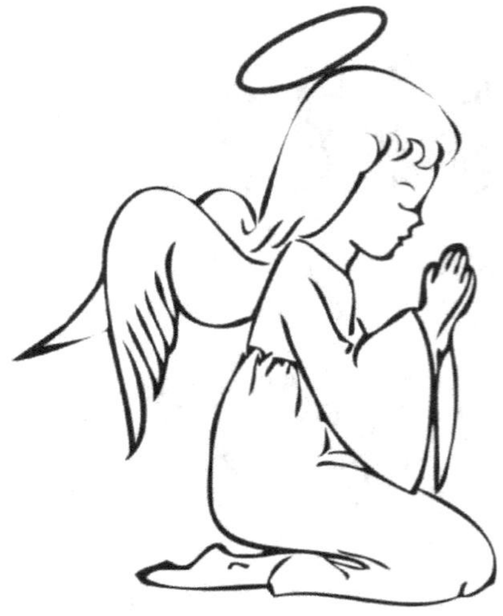

Bei dem jetzt gesuchten Begriff
handelt es sich um die Bezeichnung von geflügelten Geistwesen.

Die hier gesuchten Geistwesen wurden von Gott erschaffen und sind als dessen Boten tätig.

Sehr religiöse Menschen sollten den hier gesuchten Begriff schnell erraten können.

Oft werden die hier gesuchten Geistwesen als geschlechtslose Wesen dargestellt.

Die beiden wahrscheinlich bekanntesten Geistwesen tragen die Namen Gabriel und Michael.

Nach alten religiösen Vorstellungen leben die hier gesuchten Geistwesen im Himmel bei Gott.

Der gesuchte Begriff lautet:

„Engel"

Der nun gesuchte Begriff ist Meilenweit entfernt, und dennoch immer über uns.

Sehr gebräuchlich war der hier gesuchte Begriff in der Antike, als ein anderes Weltbild vorherrschte.

Der gesuchte Begriff ist eine andere Bezeichnung für Firmament oder auch Himmelsgewölbe aus der Antike.

Mond und Sterne sind laut antiker Vorstellung an dem hier gesuchten begriff befestigt.

Der gesuchte Begriff ist eine sehr alte Bezeichnung des Himmels.

Wer schon einmal im Freien übernachtet hat, hat nicht nur unter dem hier gesuchten Begriff gelegen, sondern sicherlich auch noch zusätzlich in einem „kleineren" Zelt.

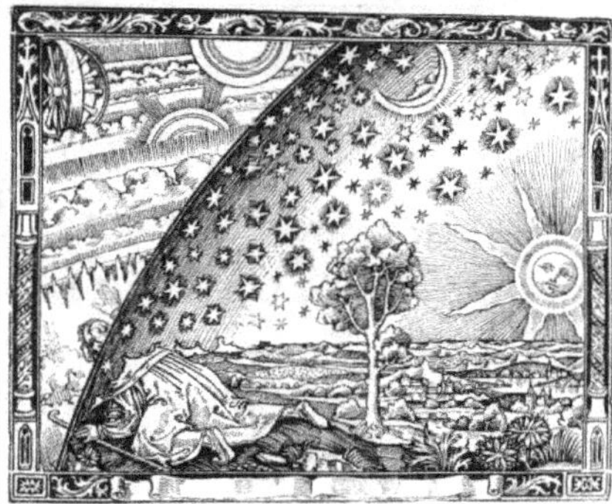

Der gesuchte Begriff lautet:

„Himmelszelt"

Auch die männliche Honigbiene, Hummel oder Wespe nennt man wie das hier von uns gesuchte Fluggerät.

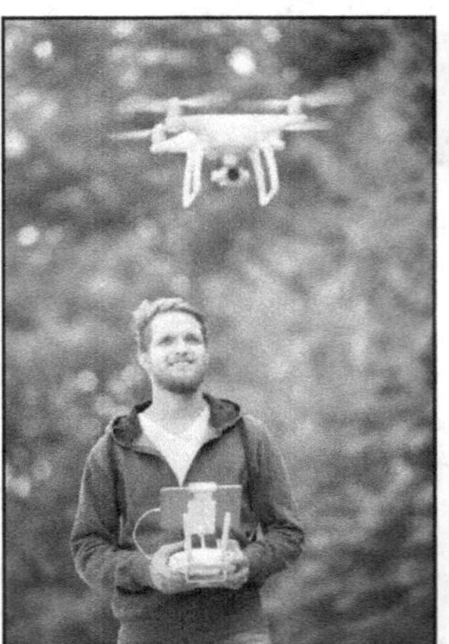

Bei dem hier gesuchten Fluggerät handelt es sich um ein Spielzeug, das seit einigen Jahren sehr beliebt ist.

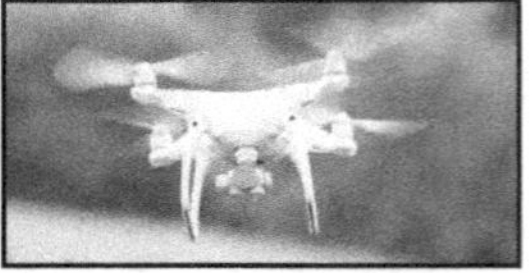

Das hier gesuchte Flug-Spielgerät wird ferngesteuert und ist meistens auch noch mit einer Kamera ausgestattet.

Der gesuchte Begriff lautet:

„Drohne"

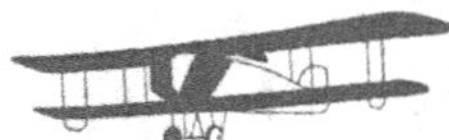

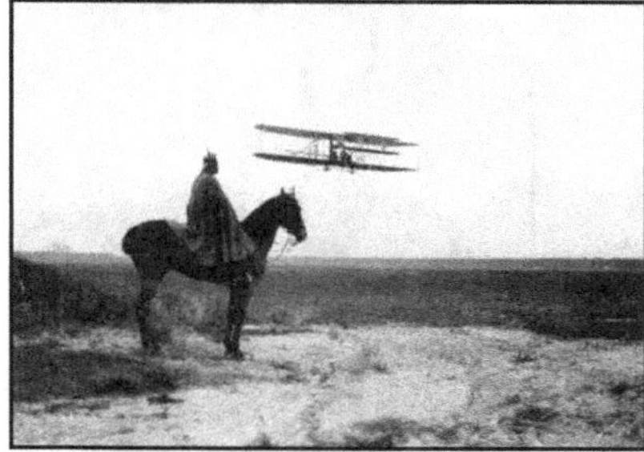

Im Jahr 1909 gründeten die hier gesuchten
Luftfahrtpioniere in Johannisthal nahe Berlin die Firma
„Flugmaschinen Wright". In der Firma „Wright" wurden bis
zum Jahr 1913 rund 60 Flugzeuge produziert. Kennen Sie
den Nachnamen dieser beiden Brüder?

Der hier gesuchte Begriff ist für alle Lebewesen lebensnotwendig, denn der hier gesuchte Begriff regelt unseren weltweiten Wasserhaushalt.

Der gesuchte Begriff ist sehr häufig am Himmel zu beobachten.

Der gesuchte Begriff hat keine feste Form.

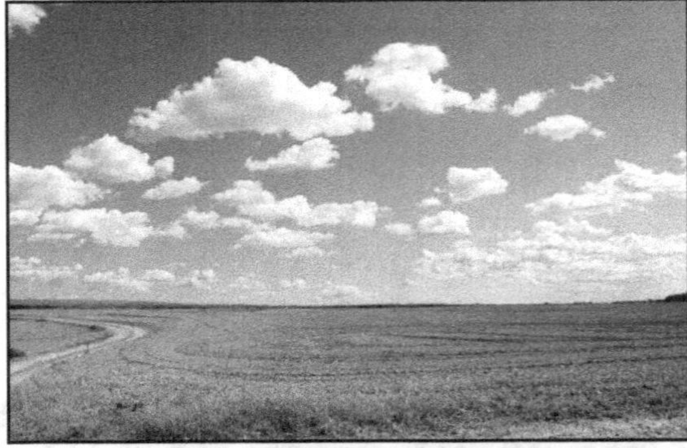

Der Musiker Reinhard Mey hat 1974 dem hier gesuch-ten Begriff sogar ein eigenes Lied gewidmet.

Die fiktive Stadt Wolkenkuckucksheim aus der Komödie „Die Vögel" des griechischen Komödiendichters Aristophanes (444 v. Chr. – 380 v. Chr.) steht auf dem von uns hier gesuchten Begriff.

Auch die Engel sollen nach alten religiösen Vorstellungen auf dem von uns gesuchten Begriff leben.

Der gesuchte Begriff lautet:

„Wolke"

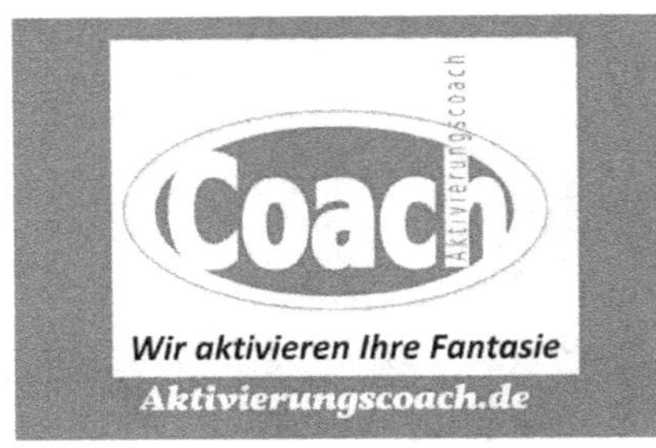

Quellenangabe:

Autor: Denis Geier, Neustadt am Rübenberge

Illustration Buchcover (Gegenstände) by johnnyka © Can Stock Photo, Buchcover Hintergrundillustration by Oksancia © Can Stock Photo, Foto Seite 1 by ivankmit © envato.com, Illustration Seite 3, 14, 16, 29 by Clker-Free-Vector-Images© pixabay, Illustration Seite 6, 12 by OpenClipart-Vectors © pixabay, Foto Seite 7 by catolla© envato.com, Foto Seite 8 by skeeze © pixabay, Illustration Seite 8 by byGDJ © pixabay, Foto Seite 9 by zoltantot © pixabay, Foto Seite 10 by chungking © Can Stock Photo, Foto Seite 11 by U.S. Naval Historical Center NH 42024© via Wikimedia Commons – Gemeinfrei, Foto Seite 12 by DTurphoto © Can Stock Photo, Foto Seite 13 by NomadSoul1 © Can Stock Photo, Foto Seite 14 by bialasiewicz© envato.com, Foto Seite 15 by JESHOOTScom © envato.com, Foto Seite 16 by altanaka© envato.com, Foto Seite 17 by Miramiska © Can Stock Photo, Illustration Seite 18 by mikailain © Can Stock Photo, Foto Seite 19 by olesiabilkei © Can Stock Photo, Illustration Seite 20 by Kamensky © Can Stock Photo, Foto Seite 21 by Rastan © Can Stock Photo, Foto Seite 22 by icefront © Can Stock Photo, Illustration Seite 23 by Pixelchaos © Can Stock Photo, Foto Seite 24 by yuriyzhuravov © Can Stock Photo, Foto Seite 25 by michaeljung © Can Stock Photo, Illustration Seite 26 by glopphy © Can Stock Photo, Bild/Holzschnitt Seite 27 by Camille Flammarion (1842-1925)© via Wikimedia Commons –Gemeinfrei, Foto Seite 28 by halfpoint © envato.com, Foto Seite 29 by Bundesarchiv, Bild 146-1972-026-35 / Haeckel, Otto / CC-BY-SA 3.0 [CC BY-SA 3.0 de (https://creativecommons.org/licenses/by-sa/3.0/de/deed.en)], via Wikimedia Commons _Paul Engelhard im Flug, Flugplatz Johannisthal bei Berlin, 1910, Foto Seite 30 by pcdazero© pixabay.

Sehr geehrte Leserinnen und Leser,

stetig sind wir bemüht, Ihnen interessante und spannende Buchprojekte zu präsentieren. Dabei versuchen wir auch, Ihnen als freie Selfpublisher möglichst professionelle und unterhaltsame Texte anzubieten. Alle diese Texte werden mit großer Liebe und Hingabe erstellt und anschließend von einem professionellen Korrektor geprüft. Dennoch kann es vorkommen, dass sich der ein oder andere kleine Fehler trotz aller Sorgfalt eingeschlichen hat. Sollte dies der Fall sein, bitten wir, dies zu entschuldigen. Über eine kurze Info- bzw. Fehler-E-Mail würden wir uns freuen, sodass wir diesen Fehler zeitnah entfernen können.

Wir wünschen Ihnen weiter viel Vergnügen mit unseren Büchern und verbleiben mit freundlichen Grüßen

Denis Geier